AF464807

DE

LA PELADE

GÉNÉRALISÉE

PAR

LE Dr M. BILLIOUD

ANCIEN INTERNE DES HÔPITAUX

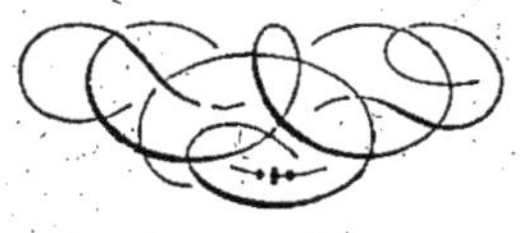

LYON

IMPRIMERIE NOUVELLE

52, Rue Ferrandière, 52

1884

135

DE

LA PELADE GÉNÉRALISÉE

Td 155
93

DE

LA PELADE

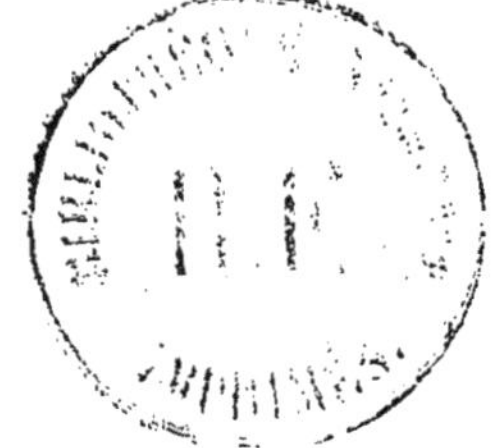

GÉNÉRALISÉE

PAR

LE DR M. BILLIOUD

ANCIEN INTERNE DES HÔPITAUX

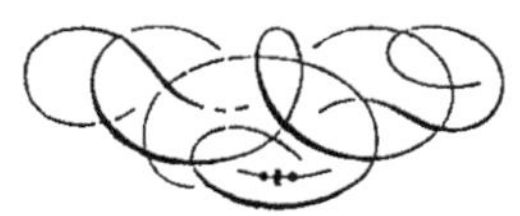

LYON

IMPRIMERIE NOUVELLE

52, Rue Ferrandière, 52

1884

INTRODUCTION

Il y a quelque temps, entrait dans le service de M. Aubert, chirurgien en chef de l'Antiquaille, un malade porteur d'une pelade généralisée.

Notre maître dans les hôpitaux nous signalait la rareté du fait, n'en ayant jusqu'alors observé qu'un seul, bien que la pelade du cuir chevelu soit une affection fréquemment observée à l'Antiquaille, principalement dans le service des enfants.

Il nous engageait vivement à étudier ce malade et à rechercher les cas d'alopécie générale, jusqu'alors publiés dans la science, afin de voir ce que l'on pourrait en tirer au point de vue de la nature de cette forme de la pelade.

Nous avions donc à traiter de la pelade généralisée, et, dans ce but, nous avons entrepris, sous l'habile et très obligeante direction de notre maître, de recueillir toutes les observations du même genre publiées, soit dans les traités de dermatologie français et étrangers, soit dans les dictionnaires anciens et nouveaux, soit dans les thèses sur la pelade.

Les journaux de Paris, de la province et étrangers (anglais) en contiennent plusieurs que nous avons rapportées soigneusement.

Nous avons fouillé dans le *Traité de médecine pratique* de P. Frank, traduit de *l'Epitôme de curandis hominum morbis*, que l'auteur fit paraître, en 1821, et jusque dans l'histoire de l'Académie des sciences de Paris, qui remonte à l'an 1702. Le traité d'histologie pathologique de Cornil et Ranvier, nous a fourni une description très nette du parasite de la pelade.

Nous avons fait appel en dernier lieu aux connaissances et à la haute expérience des dermatologistes lyonnais, et je dois dire que, chez tous, nous avons rencontré le meilleur accueil.

Nous sommes donc heureux, avant d'entrer en matière, de pouvoir témoigner notre reconnaissance à tous ceux qui nous ont prêté leur précieux concours :

A M. Aubert, tout d'abord, dans le service duquel nous avons recueilli la première idée de notre thèse, puis à M. Horand, ex-chirurgien en chef de l'Antiquaille, qui, avec son obligeance toute particulière pour ses anciens élèves, nous a communiqué plusieurs observations inédites.

M. Diday, ex-chirurgien en chef de l'Antiquaille; M. Dron, ex-chirurgien en chef de l'Antiquaille; M. le professeur Renaut, ont droit à toute notre gratitude pour l'empressement qu'ils ont mis à nous communiquer les observations recueillies par eux.

Qu'il nous soit permis, enfin, de remercier bien sincèrement notre président de thèse, M. le professeur Rollet, qui nous a aidé de ses lumières, tout en accueillant notre modeste travail avec la plus grande bienveillance.

Plusieurs des observations que nous avons pu rassembler dans les auteurs portent le titre d'alopécie généralisée, et nous nous sommes demandé s'il valait mieux donner à notre thèse ce titre, ou bien celui de pelade généralisée. Nous avons cru devoir préférer cette dernière expression ; car le mot alopécie a un sens beaucoup plus étendu et s'applique à tout développement insuffisant, ou à toute perte du système pileux, quelle qu'en soit la cause.

C'est ainsi que, dans la terminologie actuelle, on dit : alopécie sénile, alopécie pityriasique, alopécie syphilitique, etc., etc...

Le mot pelade, au contraire, exclut toutes les formes d'alopécie dans lesquelles il y a inflammation, desquamation, éruption quelconque, et s'applique exclusivement à l'absence ou la chute des poils coexistant avec l'intégrité apparente et l'aspect normal de la peau.

D'autre part, le terme pelade ne doit pas s'appliquer uniquement aux formes localisées, à l'*alopecia areata*. MM. Ernest Besnier et Doyon, dans leurs annotations de l'ouvrage de Kaposi, disent très justement à cet égard : « Cette dénomination d'alopécie en aires serait excellente, si la forme en plaques ou en disques était constante, unique ou permanente, mais il n'en est rien.

« Aussi, le terme pelade, emprunté par Bazin au vocabulaire dermatologique et syphiligraphique ancien où il avait diverses acceptions, et appliqué par lui à la désignation du *porrigo decalvans* de Willan, doit être préféré, puisqu'il est généralement connu maintenant, et reconnu en dermatologie. C'est le terme le moins imparfait que nous ayons actuellement pour désigner *le genre* d'alopécie dont nous nous occupons en ce moment ».

DE

LA PELADE GÉNÉRALISÉE

DIVISION DU SUJET

Pour apporter plus de clarté dans l'exposition de notre sujet, nous l'avons divisé en quatre chapitres, que nous avons répartis de la façon suivante :

Dans le chapitre premier, nous donnons un historique abrégé de la question et un exposé méthodique des doctrines qui règnent dans la science sur la nature de la pelade.

Le chapitre second est subdivisé en deux paragraphes, dont le premier contient quelques mots sur le siège de la pelade (en général) et sur les symptômes qu'on observe dans le cas où elle se généralise, tandis que dans le deuxième, on trouvera réunies toutes nos observations, classées suivant leur étiologie.

Le chapitre troisième renferme quelques indications sur la durée, la terminaison de cette forme généralisée de la pelade, ainsi que l'énoncé des diverses méthodes de traitement employées contre l'alopécie partielle ou générale.

Enfin, le chapitre quatrième est consacré aux réflexions à tirer de l'ensemble de nos observations.

Suit un index bibliographique permettant de remonter à la source de nos citations et observations.

CHAPITRE PREMIER

HISTORIQUE ET EXPOSÉ MÉTHODIQUE DES DOCTRINES QUI RÈGNENT SUR LA NATURE DE LA PELADE

Le mot pelade, employé autrefois *comme synonyme d'alopécie* et appliqué particulièrement par les auteurs du seizième et du dix-septième siècle pour désigner l'alopécie syphilitique, a été proposé par Bazin pour dénommer une affection spéciale du système pileux, caractérisée par une alopécie plus ou moins étendue, survenant habituellement, au moins au début, sous forme de plaques circonscrites, lisses, glabres, et ne présentant aucun élément éruptif.

Willan et Bateman, soupçonnant l'analogie de nature de cette maladie avec les teignes, l'ont décrite sous le nom de porrigo decalvans et en ont donné dans leur atlas une planche très exacte entre le porrigo scutulata, qui est notre herpès tonsurant et le porrigo favosa (teigne faveuse).

Cazenave, frappé de la décoloration de la peau, qui se rencontre quelquefois dans les plaques dépourvues de poils, a confondu la pelade avec le vitiligo, et l'a désignée sous ce nom.

HEBRA, qui considère la chute des cheveux comme le fait principal, a appelé cette maladie, après SAUVAGES, du nom d'alopecia areata (1) et l'a classée dans les atrophies cutanées.

Mais il faut bien savoir que, quelle que soit l'opinion des divers auteurs sur la nature de la maladie qui va nous occuper, les diverses dénominations que nous venons de rappeler s'appliquent à la même affection (2).

Quant à sa nature, rien n'est plus contesté que cette question. Il suffit, pour s'en convaincre, de citer les réflexions suivantes tirées d'un travail de M. LE TURC (3) sur la pelade.

« Malgré les recherches approfondies et les travaux importants entrepris ces dernières années, sous l'impulsion des études histologiques, les dermatologistes sont encore loin d'être d'accord sur un grand nombre de points se rapportant à l'histoire de la pelade. La symptomatologie est bien connue ; mais les opinions diffèrent relativement à l'étiologie et à la nature.

« Les uns, parmi lesquels nous citerons CAZENAVE, DEVERGIE, ERASMUS WILSON, HEBRA, HORAND, KAPOSI,

(1) Le terme d'AREA a été employé par CELSE dans le sens d'alopécie en général, et ne désigne nullement notre pelade.

(2) La définition qui précède est tirée de l'article *Pelade*, du nouveau dictionnaire de médecine et de chirurgie pratiques, 1878, t. XXVI.

(3) A. LE TURC. Thèse. Paris, 1878. *Considérations sur la nature et traitement de la pelade.*

nient formellement la nature parasitaire de la pelade ; les autres, avec MM. Bazin, Hardy et Courrèges en font une maladie parasitaire. »

Ces derniers, il est vrai, appuient leurs idées sur l'existence d'un parasite végétal (Microsporon Audouini), découvert par Gruby (1), mais dont le siège précis et les caractères n'ont été bien décrits que par Malassez (2) et après lui par Courrèges (3).

Nous empruntons à MM. Cornil et Ranvier (4) la description suivante :

« Le siège du parasite est dans la couche cornée de l'épiderme, à la surface des cellules épidermiques et dans leur interstice. Il ne pénètre pas dans le follicule pileux et ne se rencontre qu'accidentellement sur les poils.

« Dans ce dernier cas, il est fixé sur des pellicules probablement détachées de l'épiderme cutané, et qui se sont arrêtées par hasard sur le poil.

« Il est formé uniquement de spores sphériques sans aucune trace de mycélium. Les spores les plus grosses ont de 4 à 5 μ. de diamètre et présentent un double contour ; d'autres, au contraire, n'atteignent que 2-5 μ. de diamètre, et ont un contour simple.

« Enfin, il existe des sporules dont le diamètre est inférieur à 2 μ. Ce parasite paraît donc se multiplier par bourgeonnement.

(1) Gruby (Compte rendu de l'Académie des sciences).
(2) Malassez *(Archives de physiologie)*, 1874.
(3) Courrèges, Thèse. Paris, 1874.
(4) *Manuel d'Histologie pathologique*, 1876.

« GRUBY admettait que le Miscroporon AUDOUINI se développe primitivement à la surface des cheveux, à une distance de 1 à 2 millimètres de la surface de la peau, et qu'il présente des filaments ramifiés dans le tissu des poils. MALASSEZ n'a vérifié aucune de ces assertions. »

Mais l'opinion de M. MALASSEZ est très controversée, surtout par la plupart des médecins étrangers qui, s'appuyant sur la difficulté, et même, disent-ils, sur l'impossibilité de découvrir le parasite, sur l'insuccès des inoculations, et sur les cas nombreux dans lesquels la source de la contagion ne peut être connue, considèrent la pelade comme une affection nerveuse caractérisée par un trouble de nutrition dans la production des cheveux, comme une tropho-névrose.

A l'appui de cette doctrine, disons qu'HEBRA a trouvé une altération des filets nerveux terminaux chez des malades atteints d'alopecia areata.

M. HORAND (1) s'est fait le défenseur des mêmes idées, dans un long article sur la pelade, où il répudie la théorie parasitaire ardemment soutenue par BAZIN.

Après lui, M. AUBERT a fait chez des enfants atteints d'herpès tonsurant, sur les régions saines du cuir chevelu, de nombreuses inoculations de produits de la pelade, qui ont été constamment négatives. Enfin, M. DUHRING (2) regarda à son tour la pelade comme une tropho-névrose.

(1) *Considérations sur la nature et le traitement de la pelade. Annales de dermatologie*, 1874-1875.

(2) *Traité des maladies de la peau*, 1883.

« La soudaineté du début, dit-il, qui est un des caractères les plus importants de l'histoire de la maladie, ne peut guère avoir d'autre cause qu'un état pathologique du système nerveux. L'influence morbide qui détermine l'alopécie se manifeste avec une rapidité remarquable, et il n'est pas rare que le processus destructif se fasse en si peu de temps, qu'il est impossible de l'expliquer autrement que par une influence nerveuse.

C'est du reste ce que tendrait à démontrer encore la blancheur et l'état lisse et atrophique des plaques malades.

L'auteur termine par les considérations suivantes : « La doctrine qui règne sur la nature de la pelade est celle de l'éclectisme. On croit, non plus à la pelade, mais aux pelades : les unes d'origine parasitaire, les autres d'origine nerveuse.

« Ernest Besnier cite le cas de quatre employés travaillant dans le même bureau et atteints en même temps de pelade. Il est, en vérité, bien étonnant que ces hommes aient été atteints en même temps d'une même lésion de nutrition. D'autre part, les cas bien observés sont très nombreux où nulle contagion ne s'est faite. »

E. Besnier et Doyon admettent également plusieurs pelades.

Ces auteurs, dans une note de la traduction du traité de Kaposi (1), disent à cet égard : « Certainement la pelade n'est pas une, au point de vue patho-

(1) Kaposi. *Leçons sur les maladies de la peau*, 1881, t. II.

génique. Nous ne dirons pas, avec Tilbury-Fox, qu'il y a deux pelades ; nous dirons qu'il y en a plusieurs ; mais nous ajouterons que nous ne pouvons donner aucun caractère objectif précis qui puisse servir à les classer méthodiquement et à les démontrer »(1).

Quant à M. LALLIER (2), après avoir fait connaître les arguments pour et contre la théorie parasitaire, il ne se prononce pas.

Ainsi donc, trois grandes doctrines ou théories se trouvent en présence au sujet de la nature de la pelade :

1° Théorie parasitaire, essentiellement française ;

2° Théorie de la tropho-névrose, surtout allemande ;

3° Théorie éclectique, admettant que la pelade n'est peut-être pas une entité morbide, et comprend une forme parasitaire et une forme trophique.

C. PELLIZZARI (3) dans un travail récent sur les microphytes de l'épiderme normal, dans leur rapport avec l'area Celsi, arrive à cette conclusion que sur les sujets sains ou atteints de pityriasis, on trouve, aussi bien que sur les sujets atteints de pelade, des

(1) A propos de la dualité de la pelade (opinion de TILBURY-FOX), nous signalerons le fait de l'existence, chez les animaux, de deux espèces de pelade, de nature essentiellement différente, l'une parasitaire et l'autre dermotrophique. Communication faite par M. MEGNIN à la Société de biologie. Paris, 1879.

(2) LALLIER, *Leçons sur les teignes*, 1878.

(3) *Bolletino della società tra i cultori delle scienze Mediche in Siena*. Juin 1884.

spores rondes d'un volume variant de 2 à 5 μ. de diamètre.

Son mémoire se termine par la phrase suivante : « Je ne prétends pas par cette communication conclure contre la nature parasitaire de l'area ;

« Je dirai franchement que si, au point de vue clinique, on n'y trouve pas tous les signes caractéristiques des affections parasitaires, la théorie de la trophonévrose ne peut, dans le plus grand nombre des cas, donner une explication convaincante. Quelques faits, ceux par exemple de chute rapide des poils sur toute la surface du corps, suivis d'une guérison assez rapide, se peuvent très bien expliquer par un trouble trophique ; mais les faits, où il y a coexistence de plusieurs maladies dans une même famille, dans une même école, et où une simple coïncidence est peu probable, s'expliquent beaucoup mieux avec l'origine parasitaire.

« On peut supposer que, étant donné un parasite banal et innocent, nous ne savons pas bien si des conditions spéciales de terrain, de nutrition ou de siège ne peuvent pas le rendre pathogène.

« La seule conclusion logique à laquelle on peut se rattacher est que, pour établir la nature parasitaire de l'area, la démonstration microscopique du parasite ne suffit pas, mais qu'il faut prouver par le moyen de cultures que l'on peut, avec ces parasites, reproduire expérimentalement une maladie ayant l'évolution et l'aspect clinique de la teigne décalvante. »

BIBLIOTHÈQUE NATIONALE B.N. IMPRIMÉS

Il résulte de l'exposé de ce chapitre, que la question de nature est encore discutée pour les pelades localisées; quant à la pelade généralisée, que nous avons seule en vue dans ce mémoire, on verra qu'il est bien difficile d'en déterminer l'étiologie et la nature, si l'on n'invoque en sa faveur une perturbation nerveuse.

CHAPITRE II

I. — SIÈGE. GÉNÉRALISATION. SYMPTOMES

Le siège le plus ordinaire de la pelade est au cuir chevelu, aux sourcils, aux cils et à la barbe chez les hommes adultes.

La maladie peut se développer également aux aisselles, à la partie antérieure de la poitrine, chez l'homme, et au pubis.

Elle peut même envahir les poils rudimentaires qui existent sur les diverses parties du corps.

Bazin (1) dit qu'il n'est pas rare de voir l'affection s'étendre sur toutes les parties du corps. Le petit nombre d'observations que nous avons pu recueillir, nous fait considérer cette opinion comme exagérée.

Lallier, à propos de la généralisation de cette

(1) *Affections cutanées parasitaires*. Paris, 1862.

même affection, dit en avoir observé plusieurs cas dont deux récemment : le premier, chez un médecin américain qui n'avait plus un seul poil sur le corps ; le second, chez un clerc de notaire que M. Hillairet traitait par l'araroba.

Dans la forme ordinaire, la pelade est donc circonscrite à certaines régions, sous la forme d'une ou de plusieurs plaques dont la dimension est très variable ; elle diffère depuis un centimètre de diamètre jusqu'à dix, quinze, vingt centimètres. Le nombre des plaques est également différent : tantôt il n'y en a qu'une, mais le plus souvent il y en a deux, trois ou quatre.

Habituellement, dans la forme ordinaire, il n'y a aucun trouble des fonctions organiques. Dans certains cas, cependant, lorsque la pelade est assez étendue, et surtout lorsqu'elle tend à se généraliser, on constate quelquefois chez les individus qui en sont atteints, de l'amaigrissement, de la faiblesse musculaire, un peu d'alanguissement des fonctions digestives et quelques signes d'anémie.

— OBSERVATIONS DE PELADES GÉNÉRALISÉES (ALOPÉCIES)

CLASSÉES EN CINQ GROUPES SUIVANT LEUR ÉTIOLOGIE

A. Cas ethnographiques et congénitaux.
B. — sans étiologie nette.
C. — précédés de pertes sanguines (hémorrhoïdes).
D. — consécutifs à des maladies graves.
E. — survenus à la suite d'émotions morales.

A. — CAS ETNOGRAPHIQUES ET CONGÉNITAUX

Il semblerait que certaines races humaines soient caractérisées par l'absence complète du système pileux.

Nous lisons à cet égard, dans le très récent ouvrage de P. Mantegazza, sur la physionomie, la note suivante :

« Au moment où je corrige mes épreuves, mon excellent ami le professeur Giglioli me fait cadeau d'une photographie qui représente un indigène complètement glabre du central Queensland (Australie).

La Société ethnographique de Paris a reçu, dans sa séance du 5 mars 1884, la photographie en pied et nue d'un indigène du Queensland, appartenant à cette population à peu près éteinte, dont le caractère le plus remarquable était l'absence complète de toute trace de système pileux. On ne compte plus que deux individus de cette race, un homme et une femme. L'homme s'est marié avec une Allemande, qui lui a donné un enfant remarquable par sa belle chevelure » (1).

A côté des faits qui précèdent, on peut signaler, quoique cela ne se rapporte à notre sujet que d'une façon éloignée, l'atrophie du système pileux qui survient chez les eunuques. Ces êtres ont, paraît-il, la peau dépouillée de poils, tandis que leurs cheveux sont plus beaux et persistent plus longtemps. On peut rapprocher de l'énoncé de ce dernier fait la note suivante (2) tirée d'un dictionnaire scientifique ancien :

« Un des traits distinctifs de l'eunuque est le défaut de barbe, de poils aux aisselles et au pubis chez les castrats faits avant l'âge de la puberté, époque de la naissance de ces productions.

Mais l'homme rendu castrat après l'accroissement de la barbe, la conserve quoique moins fournie et moins épaisse qu'à l'ordinaire ». (Buffon, *Hist. nat.*)

CAS CONGÉNITAUX

OBSERVATION I. — ALOPÉCIE CONGÉNITALE

P. RAYER (3) a noté l'absence congénitale et le défaut de développement ultérieur des poils comme un phénomène assez rare.

(1) On a signalé, chez les animaux, une race de chevaux du Thibet, des chiens et des cochons d'Afrique, qui ne présentent également aucune trace de poils.

(2) *Dictionnaire des sciences médicales*. Paris, 1815.

(3) *Traité théorique et pratique des maladies de la peau*, 1835.

Il cite le cas du nommé François Beauvais, âgé de 32 ans, que plusieurs de ses élèves ont pu voir à l'hôpital de la Charité, en 1827.

La peau du crâne de cet homme paraissait complètement dépourvue de cheveux ; cependant, en l'examinant avec plus de soin et de très près, on apercevait à sa surface un assez grand nombre de petits poils très fins, décolorés, et semblables au léger duvet qui couvre la peau des enfants ; çà et là, sur les tempes, existaient quelques petits points noirs correspondant à des poils que le malade avait rasés. La place des sourcils était indiquée par quelques poils très fins et très courts ; le bord libre des paupières était dépourvu de cils ; cependant, le bulbe de chacun d'eux était indiqué par un petit point noir décoloré. Sur les lèvres, les joues et le menton, la barbe était si rare que cet homme ne la coupait que toutes les trois semaines. Sur la poitrine et le pubis, quelques poils se voyaient comme chez les jeunes gens à l'approche de la puberté. Il en existait à peine sous les aisselles, mais ils étaient plus nombreux à la partie interne des jambes.

La voix avait le timbre et la force de celle d'un homme adulte et bien constitué.

Beauvais est, du reste, d'un caractère méticuleux, assez adonné aux plaisirs de l'amour ; il a déjà contracté deux maladies vénériennes. Il assure que ses deux sœurs et sa mère ont de beaux cheveux, tandis que son père a présenté un semblable défaut de développement des poils.

OBSERVATION II

(Publiée dans la *Revue des sciences médicales* de G. Hayem, 1876.)

Microscopical appearances in a case of congenital alopecia (alopécie congénitale ; examen histologique de la peau), par MAGNAUGHTON JONES ET RINGROSE ATKINS (*the Dublin journ. of med. science* 1875).

Un enfant traité à l'hôpital de Cork pour une maladie d'yeux, présentait un bel exemple d'alopécie congénitale. Jamais il n'avait eu de cheveux, et la peau de son crâne, absolument dénudée, offrait un aspect lisse et un amincissement considérable. Tout le système épidermique était également atrophié : les ongles, mal développés, étaient rugueux et crevassés ; les dents sillonnées de stries transversales et irrégulièrement découpées ; la sensibilité était partout bien conservée.

Comme il existe peu d'observations de ce genre où les caractères histologiques de la peau aient été déterminés, ajoute l'un des auteurs, j'enlevai avec une paire de ciseaux un lambeau de la calotte cranienne : grâce à ce procédé, il put constater les détails suivants :

L'épiderme se réduit à une couche extrêmement mince, les papilles du derme et le corps de Malpighi ont presque totalement disparu ; quelques rudiments de follicules pileux se voient sous la forme de petites cupules ou dépressions de la couche épidermique, mais sans qu'on puisse apercevoir aucun indice de bulbe pileux.

Ces culs-de-sac pénètrent assez régulièrement dans l'épaisseur d'une couche fibroïde qui représente le derme, et qui offre, de distance en distance, des lacunes occupées par une matière granuleuse ; il est probable que ce sont des rudiments de glandes qui sont avortées.

Enfin, au-dessous de cette couche fibreuse apparaît le tissu conjonctif lâche avec des aréoles remplies par des cellules adipeuses.

En résumé, ce sont des lésions de l'atrophie portant sur toutes les couches de l'enveloppe cutanée, sans qu'on puisse conclure de cet examen quel est le point de départ ni le mécanisme de cette singulière affection.

B. — CAS SANS ÉTIOLOGIE NETTE

OBSERVATION III. — Alopécie générale

Baumes (1) cite l'observation remarquable suivante, tirée du *Journal des Progrès* (tome XXIV).

En 1825 et 1826, un homme, âgé de 55 ans, perdit dans l'espace d'un mois, tous les poils du corps. Les cheveux, la barbe, les poils et les sourcils tombèrent les uns après les autres.

Il resta dans cet état d'épilation jusqu'en 1828. A cette époque, il fut saisi de pneumonie intense pour laquelle il dut être saigné et soumis à la diète. Chose remarquable, aussitôt entré en convalescence, cet homme vit ses cheveux reparaître, d'abord faibles, puis épais et beaux comme auparavant.

OBSERVATION IV, résumée. — Alopécie générale.

Le même auteur rapporte ensuite, dans le même traité, le cas d'une dame qui, parvenue à l'âge critique, fatiguée par le sang, et après avoir éprouvé quelques étourdissements, des palpitations et des douleurs vagues dans les membres, cessa de se plaindre pendant quelque temps et vit alors tomber la plupart de ses cheveux, ainsi qu'un grand nombre de poils des sourcils et des parties génitales. Une simple saignée arrêta cette alopécie et permit aux cheveux et aux poils de revenir.

(1) *Précis théorique et pratique sur les maladies de la peau*, 1842.

OBSERVATION V

Nous venons de voir, dit P. Frank (1), un homme jeune atteint d'alopécie générale.

A part une maladie vénérienne, dont il est guéri depuis treize ans, il n'a jamais été malade, et aujourd'hui sa santé ne paraît nullement altérée. Cependant, il y a deux mois qu'il a entièrement perdu sa barbe, presque tous les cheveux, les cils et les poils du pubis ; les ongles sont privés de vie et rongés par une sorte de carie sèche.

Dans cet état, le malade n'éprouve aucune difficulté à remplir ses devoirs conjugaux ; la voix ne présente pas la moindre altération ; tout annonce chez lui une santé parfaite, excepté un sentiment de faiblesse dont il ne se plaint que depuis quelques jours.

OBSERVATION VI, résumée. — Alopécie générale.

Hebra (2) parlant de certains cas malheureux où l'alopecia areata peut devenir générale, rapporte le cas observé par lui, deux ans auparavant, d'un médecin de la Gallicie, chez lequel l'alopécie avait atteint ce degré extrême : sauf de nombreux poils follets qui étaient disséminés un peu partout, il était chauve sur toutes les parties du corps ordinairement pourvues de poils (cheveux, sourcils, cils, barbe, aisselles, pubis).

(1) *Traité de médecine pratique*, traduit, en 1842, de l'*Epitôme de curandis hominum morbis*, 1821.

(2) *Traité des maladies de la peau*, 1874.

OBSERVATION VII

M. Chaboux (1) a relaté dans le journal de la Société de médecine de Rouen, l'observation suivante d'un cas de pelade du cuir chevelu, des sourcils et de la barbe.

X..., âgé de 44 ans, employé d'octroi, a eu, jusqu'à 42 ans, de la barbe et des cheveux en proportion plus que raisonnable; ses parents possédaient une belle chevelure, sa femme et ses deux enfants, bien qu'habitant avec lui, ne présentent rien d'anormal du côté des cheveux.

Jamais de névralgies, de céphalées, pas d'antécédents syphilitiques. Le malade est brun, comme l'attestent encore les cils et les quelques cheveux qui lui restent. Tempérament nerveux. Sa profession le met en contact avec un certain nombre de camarades; il n'en connaît aucun qui ait été ou soit atteint de cette affection. De même, le coiffeur où il se fait raser depuis huit ans, ne se souvient de personne qui ait été porteur d'une pareille affection.

En un mot, la contagion ne semble pas devoir être mise en cause pour expliquer l'étiologie du cas dont nous parlons. Mais, au contraire, au moment où le mal a débuté, il y a deux ans, X... était très faible, maigrissait, faisait son service avec peine, à ce point, paraît-il, que l'administration lui confia des occupations moins fatigantes.

En outre, ses traits prenaient une expression d'abattement qui frappait tout le monde. Un jour, en se regardant dans une glace, après s'être fait raser, le malade remarquait, sur son menton et sa gorge, de petites places dénudées, larges comme de petites têtes d'épingles. Ailleurs, la barbe restait intacte, sauf que les poils prenaient insensiblement une apparence de sécheresse, de rudesse toute spéciale.

(1) *Union médicale de la Seine-Inférieure*, 1881.

Peu à peu, sans douleur, sans démangeaison ni rougeur, la barbe se mit à tomber et la maladie gagna lentement les moustaches, les joues, les cheveux.

La région sourcilière seule, pendant la chute des poils, devint légèrement douloureuse à la pression. C'est pendant ces huit derniers mois que la pelade a fait le plus de progrès. Je dois ajouter qu'à mesure que la calvitie s'accusait du côté des cheveux (cela au bout d'un an), des poils follets sans consistance, blancs, commençaient à reparaître sur les places atteintes en premier lieu. En outre, les forces revenaient un peu. Aujourd'hui, X... se présente dans l'état suivant : la face est absolument glabre, sauf sur les arcades zygomatiques et sur les sourcils, où existent quelques poils noirs ; la tète n'a pas un cheveu normal, excepté une étroite couronne festonnée par places, et qui n'occupe que les régions les plus basses de l'occiput et des côtés ; sur le menton, la gorge, les joues, des poils blancs, rares, fins, très soyeux et que le malade fait raser, rappellent ce que fut autrefois la barbe. Le cuir chevelu est semé de poils de même aspect, incolores, frisottants, s'arrachant facilement et longs de 0^m02 0^m03. Les endroits frappés en dernier lieu sont complètement dénudés.

En arrachant les poils anciens ou nouveaux, on trouve, tantôt le bulbe gonflé dans toute sa longueur, tantôt à son extrémité seulement, ce qui lui donne l'aspect d'une massue ; quelquefois, enfin, il est atrophié et recourbé en crosse. Les mêmes observations sont faciles à faire sur la barbe.

Partout la peau est douce, lisse au toucher ; elle ne paraît pas amincie, comme cela a lieu souvent dans la pelade ; les orifices des follicules pileux se voient assez bien. Cet état de la peau, ajouté au fait que les poils, décolorés il est vrai, apparaissent de nouveau dans les plaques glabres, me donne à espérer que la calvitie n'est pas définitive et que le malade recouvrera une partie de ses cheveux et de sa barbe ; seulement, il est probable que leur couleur ne sera plus la même et qu'ils resteront bien moins foncés qu'avant l'accident.

Comme je l'ai dit plus haut, en présence de l'impossibilité où l'on est de trouver la moindre trace de contagion, et aussi, étant donnés les symptômes de débilité bien manifestes au moment où la maladie a débuté, je crois qu'on serait en droit de rattacher l'existence de cette pelade plutôt à une trophonévrose qu'à la présence d'un microsporon.

OBSERVATION VIII (inédite). — Pelade généralisée

(Communiquée par M. Diday)

M. X..., âgé de 45 ans, célibataire, très robuste, un peu lymphatique, d'un caractère froid, rassis, d'une lenteur très notable dans ses actes et ses résolutions, était brun, très chevelu et très poilu jusqu'alors. Tout à coup il vit tomber successivement, sans douleur ni prurit locaux, sans maladie générale antérieure, ses cheveux, ses sourcils, sa barbe, puis tous les poils de son corps. Il avait, tout d'abord, attribué sa calvitie à un séjour qu'il avait fait dans un pays très froid. (Montagnes de la Loire). Plus tard, ses ongles s'émiétèrent et devinrent cassants, au point qu'il ne pouvait plus fixer ses faux-cols sans attache. Mais ses dents restèrent intactes, et comme si la vie s'était reportée sur cette partie de l'organisme, il possédait encore toutes ses dents à l'âge de 70 ans, et d'une solidité qui lui permettait de casser des noyaux de pêche.

Depuis le début de l'affection, jusqu'à l'âge de 73 ans, époque à laquelle il mourut d'une affection cérébrale, il conserva intactes sa santé et ses forces, mais sans avoir jamais recouvré un seul poil, malgré toutes les médications auxquelles il se soumit, si ce n'est que, en 1860, après une consultation de cinq médecins, dont je faisais partie, et l'emploi consécutif prolongé de divers toniques, il vit reparaître trois poils à l'orifice des narines.

Je dois dire que, dès l'apparition de cette calvitie, on crut à la syphilis; je fus le seul à la nier, et pour bonne raison, c'est que X..., galantin et bien vu du beau sexe, contracta, deux ans plus tard, la syphilis et fût traité pour cette affection par MM. Diday et Ricord.

OBSERVATION IX (inédite). — Pelade généralisée

(Recueillie par M. Horand)

M. X..., âgé de 35 ans, est atteint d'une pelade généralisée. Le cuir chevelu est dépourvu complètement de cheveux. Il n'existe ni cils ni sourcils. La moustache est dépourvue de poils. Quelques poils au menton et au pubis. La peau du tronc est glabre.

Il raconte que la maladie a débuté à l'âge de 8 ans, par le cuir chevelu.

Il fut traité à l'hospice de l'Antiquaille, d'où il sortit guéri, et la guérison persista jusqu'à l'âge de 12 ans.

A partir de cette époque, les cheveux sont tombés, puis les cils et les sourcils ; la barbe n'a pas poussé. Les poils du pubis sont tombés en partie il y a dix ans.

Le malade ne sait à quelle cause rattacher son affection ; il n'a eu ni frayeur ni ennuis ; il n'a éprouvé aucune émotion morale. Il a des sueurs faciles et abondantes.

Il est grand, bien constitué, paraît jouir d'une bonne santé. Marié depuis quatorze ans, sa femme n'a pas contracté sa maladie. Il a trois enfants : deux filles qui ne portent aucune trace de pelade, et un garçon, âgé de 11 ans, qui, depuis neuf mois, en est atteint. Cet enfant est en pension et soumis à un traitement depuis trois mois. Les plaques de pelade commencent à se recouvrir de cheveux.

Comme antécédents héréditaires, on peut noter que le père du malade est mort à l'âge de 76 ans d'une paraplégie. Quant à la mère, elle est vivante.

OBSERVATION X (inédite). — Pelade généralisée

(Communiquée par M. Horand)

Maurice C..., âgé de 28 ans, entre le 15 novembre 1876 à l'Antiquaille (service de M. Horand), pour une pelade généralisée.

Ce malade présente une alopécie complète; les cheveux, les sourcils, les cils, les poils de la barbe font complètement défaut. La surface du cuir chevelu est d'un blanc mat, et il n'existe pas le moindre duvet.

Les poils du pubis sont en grande partie tombés; quelques poils assez courts et blonds existent encore un peu au-dessus de la racine de la verge, où ils forment comme une demi-couronne; on en trouve également quelques-uns à la naissance des bourses de chaque côté. Le scrotum est complètement glabre.

Au sujet de cette affection, le malade raconte qu'à la fin de décembre 1875, il remarqua un jour au niveau de la région pariétale gauche, un point ayant les dimensions d'une pièce de 0,50 centimes où les cheveux avaient complètement disparu, et sur lequel il n'existait même pas le moindre duvet. Les cheveux n'étaient pas non plus cassés ras le cuir chevelu; ils étaient réellement tombés.

Huit jours après, nouvelle plaque d'alopécie, à droite dans un point à peu près symétrique. Les autres parties du cuir chevelu étaient intactes; mais bientôt les plaques s'étendirent de telle sorte que la plaque du côté gauche avait, au mois de janvier 1876, les dimensions d'une pièce de 2 francs.

Peu à peu, tout le cuir chevelu se dégarnit de cheveux, le sinciput d'abord, puis le front et enfin l'occiput. Cependant, il restait encore, au mois de juillet 1876, une couronne de cheveux au niveau de la nuque et quelques touffes disséminées çà et là sur le reste du cuir chevelu. Les cheveux qui restaient avaient 8 centimètres environ de longueur; leur coloration était la même (châtain clair) que celle qu'ils présentaient en l'état de santé.

A cette époque, c'est-à-dire au mois de juillet 1876, le malade se fit raser complètement la tête et confectionner une perruque. Depuis lors, aucun cheveu n'a repoussé.

Il y a deux mois seulement que les sourcils, les cils et les poils de la barbe sont tombés, et cela en l'espace de trois semaines ; peu de jours après, les poils des organes génitaux sont tombés également. L'histoire des antécédents de ce malade peut se résumer ainsi : Les parents sont bien portants; le père a toujours eu peu de cheveux, surtout depuis l'âge de 40 ans; actuellement, il a 60 ans et a conservé ses cheveux, sauf dans la région frontale. Dans son enfance, à l'âge de 5 ans environ, ce jeune homme prétend qu'il avait fort peu de cheveux, et pour les faire pousser, on lui rasait complètement la tête une fois par semaine. On le rasa de la sorte, pendant six mois, puis les cheveux devinrent abondants. On n'a jamais négligé chez lui les soins de propreté ; il n'a jamais eu dans son enfance ou sa jeunesse, ni pédiculi, ni impetigo, ni pityriasis, ni aucune affection parasitaire.

Il affirme de plus n'avoir souffert d'aucune manifestation scrofuleuse ou arthritique.

La seule maladie contractée par lui, et cela en 1872, aurait été une très légère bronchite.

Il s'est marié au mois de juin 1869 et n'a qu'un seul enfant, âgé actuellement de 6 ans et très bien portant.

Quant à sa femme, elle n'a présenté jusqu'à ce jour aucune trace de pelade.

Le malade ne peut attribuer son affection à aucune émotion morale, à aucun chagrin domestique. Il est, du reste, bien constitué et jouit d'une bonne santé.

Relativement au traitement qu'il a subi, il raconte que, depuis le 14 octobre 1876, il a fait vingt frictions environ avec de l'huile de croton sur le cuir chevelu, d'après les indications que lui a données M. Horand à la consultation externe.

Actuellement (novembre 1876), le cuir chevelu présente les traces de ces frictions. On constate sur cette partie des pustules et des macules d'anciennes pustules cicatrisées : l'éruption pustuleuse est surtout confluente dans les régions frontale et temporo-pariétales. Lorsqu'on examine attentivement le cuir chevelu, on aperçoit sur les régions pariétales et près du vertex, de très petits poils blonds assez confluents, et ayant quelques millimètres de longueur. Le malade a remarqué leur naissance depuis quinze jours à peine.

On continue l'usage de l'huile de croton en frictions, mais peu de temps après, le malade demande sa sortie (décembre 1876), et, depuis cette époque, il a été imposible de savoir ce qu'il est devenu.

C. — CAS PRÉCÉDÉS DE PERTES SANGUINES. (HÉMORRHOIDES)

OBSERVATION XI. — Alopécie générale

Publiée dans *London méd. gaz.*, 1837

Un homme, âgé de 50 ans, est entré dans un dispensaire de Londres pour être traité de la grippe.

Vingt ans auparavant, il avait eu une alopécie générale. L'épilation s'était d'abord déclarée sur quelques points du menton, et avait été précédée de tâches blanches sur la peau de ces endroits ; ces tâches se multiplièrent et la barbe toute entière, qui était noire et forte, se mit à tomber. Les moustaches, les sourcils, les cils, les cheveux, les poils du pubis, des aisselles et du reste du corps subirent en quelques mois le même sort ; les cheveux tombèrent par mèches ou flocons, des deux côtés de la tête d'abord, puis de toute la calotte cranienne ; de sorte que, pendant huit ou neuf mois, on ne voyait plus un seul poil sur son corps. Il se fit recevoir dans ce temps à l'hôpital Saint-Barthélemy où les circonstances de la maladie se trouvent consignées dans les registres.

Le malade ne savait assigner d'autre cause à son alopécie que des pertes sanguines abondantes et souvent répétées par l'anus (hémorrhoïdes).

Ces pertes duraient déjà depuis dix-huit ans avant la déclaration de l'épilation, qui a eu lieu en 1811. Trois années plus tard cet état était devenu tellement grave que le malade a été obligé d'aller à la campagne où il s'est rétabli en peu de temps.

Six mois après, les cheveux ont repoussé, mais, au lieu d'être noirs comme auparavant, ils étaient gris.

La repullulation a commencé au-dessus des oreilles, puis à la région occipitale. Le sommet de la tête est resté chauve pendant longtemps, mais il a fini par se garnir à son tour. Les poils du reste du corps ont également repoussé, mais plus rares et plus faibles que dans l'état naturel.

Durant l'alopécie, la physionomie de cet homme avait tellement changé que son frère et ses amis avaient de la peine à le reconnaître. Aujourd'hui, sa tête est suffisamment garnie de cheveux grisâtres ; le sommet en est complètement couvert.

On observe seulement à l'occiput quelques endroits sur lesquels les cheveux sont très fins, mous et blancs ; la barbe est restée très faible et grise.

D. — CAS CONSÉCUTIFS A DES MALADIES GRAVES

E. Besnier et Doyon dans une note de la traduction de Kaposi (1) signalent un fait important que nous nous empressons de reproduire.

(1) Ouvrage déjà cité (voir l'*Index bibliographique*.)

« L'un de nous, disent-ils, a signalé, il y a quelques années, la coïncidence de l'alopécie aiguë généralisée complète, avec un cas de maladie de Basedow, coïncidant avec une altération spéciale des ongles, qui sont finement pointillés dans toute leur étendue, sans avoir perdu leur adhérence et sans être en aucune manière mycosiques (syphiloïdes).

OBSERVATION XII. — Alopécie généralisée survenue a la suite d'une diarrhée

Lemery (1) a fait l'histoire d'un homme d'Orléans, âgé d'environ 45 ans, d'un tempérament assez robuste, d'un poil noir et fort velu par tout le corps, qui, ayant pris pour quelque incommodité une de ces tablettes vomitives destinées pour les pauvres, et que l'on envoie au Canada, en fut purgé très violemment pendant plusieurs jours, et en souffrit une telle altération dans son tempérament, que le poil lui tomba au bout de quelques mois, et qu'ensuite de noir qu'il était auparavant, il devint blond. Au bout d'un an, le poil ne lui était point encore revenu au corps, sa barbe, qui était fort épaisse avant cet accident, l'était alors fort peu, et ses cheveux, aussi épais qu'ils l'avaient été, étaient plus fins. Il n'était point encore revenu de l'extrême abattement où ce remède l'avait jeté.

OBSERVATION XIII. — Chute spontanée et totale des cheveux et des poils de toutes les parties du corps

Par le citoyen Neyronis (2), officier de santé de la manufacture des glaces de Saint-Gobain (Aisne).

Le citoyen X***, âgé de 73 ans, ouvrier de la manufacture des glaces de Saint-Gobain, d'un tempérament assez vigou-

(1) *Histoire de l'Académie des sciences.* Paris, an 1702.

(2) *Journal de médecine, chirurgie et pharmacie*, en 43 v., an XI.

reux, fut attaqué d'une maladie putride assez grave, au mois de floréal, an 9, dont il fut guéri dans l'espace de quarante jours ; six mois après, il lui survint une dartre à la partie supérieure et externe de l'articulation de la jambe avec le pied, à peu près de la largeur d'un écu de six francs, laquelle n'est point encore guérie en ce moment; à cela près, son rétablissement étant parfait, et un an s'étant écoulé depuis sa dernière maladie, il alla chez le perruquier pour faire raser sa barbe, revint ensuite chez lui, peigna ses cheveux, qu'il avait toujours eu soin de tenir propres, mit son bonnet de nuit et se coucha à l'heure ordinaire.

Quelle fut sa surprise le lendemain matin, lorsque, voulant ôter son bonnet pour accommoder ses cheveux, il vit qu'une grande partie était restée dans son bonnet, et que l'autre tombait au premier coup de peigne, de manière qu'il n'en restait pas un seul. Cet homme court à une glace, et reste convaincu que non seulement il n'avait plus de cheveux, mais encore que ses sourcils, les cils des paupières supérieures et inférieures, les poils des conduits naséaux n'existent plus ; il en était de même sur toute la face, sous les aisselles et aux parties génitales ; et depuis cette époque, il ne lui est pas poussé un seul poil ni cheveux sur aucune de ces parties.

Du reste, il se porte très bien et ne ressent de douleurs nulle part.

OBSERVATION XIV. — Fièvre intermittente double-tierce, suivie d'alopécie générale ou perte des cheveux et des poils.

Par M. Cazenave, D. M. P. (1).

Pierre H..., tonnelier, 23 ans, d'un tempérament lymphatico-sanguin, d'une force physique remarquable, ayant tou-

(1) *Gazette médicale de Paris*, 1834.

jours joui d'une bonne santé jusqu'au mois d'août de l'an dernier, avait, à cette époque, des cheveux blonds fort épais, une barbe, des cils et des cheveux abondamment fournis ; le creux des aisselles, le devant de la poitrine et le pubis pourvus de poils longs et nombreux ; les ouvertures des narines, de l'anus et toutes les parties du corps, ordinairement velues, l'étaient alors, ce qui donnait à ce jeune homme, porteur d'une physionomie très agréable, cet air viril, cette noble assurance, cet air de satisfaction si naturel et si pardonnable à son âge.

Travaillant à Montferrand, dans le mois d'août 1832, il y fut pris d'une fièvre intermittente.

Dès les premiers accès, H... revint chez lui, à Basseux, et habita le bas d'une maison qui n'a ni carreaux, ni parquet. Arrivé là, le malade eut quatre accès de fièvre double-tierce, durant chacun desquels on nota ce qui suit : face rouge et animée, céphalalgie très forte; yeux étincelants, langue sèche ; soif ardente et vomissements répétés de matière bilieuse, mais seulement pendant la période algide, qui est longue et d'une remarquable intensité ; pouls large, vite et plein ; peau sèche et brûlante ; la chaleur, succédant au froid, est très forte, mais de courte durée ; la sueur du déclin des accès est très abondante et fatigue beaucoup le malade. Le médecin du lieu saigna H..., prescrivit l'application de dix sangsues à l'épigastre, des boissons délayantes et mucilagineuses, une diète absolue et quelques autres moyens secondaires. Ces diverses médications ayant fait disparaître la congestion cérébrale et l'irritation gastrique qu'on avait observées au retour des accès, on donna quinze grains de sulfate de quinine dans six onces de véhicule, durant chaque apyrexie. La fièvre parut d'abord céder sous l'influence de l'antipériodique par excellence qu'on continua à doses décroissantes pour en éviter le retour ; mais les accès reparurent bientôt à jour passé, puis tous les quatre ou cinq jours, malgré l'usage du sulfate de quinine. On notera que la céphalalgie persista pendant un mois, à dater du commencement de la maladie.

Quoiqu'il en fut de cet état, qu'on dit avoir été une convalescence lente et pénible, la perte des cheveux d'abord, puis celle des poils de tout le corps commença immédiatement après les premiers jours de fièvre, s'opéra graduellement et fut complète en deux mois.

H..., fatigué par l'opiniâtreté d'une flèvre dont on n'avait pas pu le débarrasser, quoi qu'on eût fait, prit le parti de venir à Bordeaux, où sa santé se rétablit sans médicament, presque aussitôt qu'il y fut établi. Du reste, le fiévreux regrette vivement et la diminution sensible de ses forces physiques, dont il était fier, et la perte de ses cheveux et des poils qu'il rêve toutes les nuits avoir recouvrés.

Exploration de toutes les surfaces cutanées. — La peau de la région occipito-frontale chez H*** a ceci de remarquable : c'est que tous ses points sont glabres, ne laissent apercevoir aucune trace de cheveux, même à l'aide du microscope, n'offrent plus cette texture dense, compacte et serrée qui caractérise le cuir chevelu, et sont au contraire d'un poli satiné, doux au toucher, d'une couleur rosée et en tout semblables aux surfaces cutanées le plus à l'abri de l'impression de la lumière et du contact de l'air.

Toutes les autres régions du corps où l'on observait des poils, des cils, des sourcils et de la barbe, offrent la même particularité, et je n'ai même pu découvrir nulle part, toujours avec un microscope, ce si léger duvet qu'on distingue à peine sur la lèvre supérieure des filles pubères.

Le pénis a de très petites dimensions et paraît être d'une semi-raideur habituelle, qu'on prendrait aisément pour un commencement d'érection ; sa peau est lisse, et le gland constamment découvert ; les testicules beaucoup moins gros qu'ils ne le sont ordinairement à l'âge de H***, sont très rapprochés de la verge. La peau du scretum est ferme, tendue et n'offre pas une seule ride.

En somme, H*** m'a déclaré plus d'une fois :

1° Etre issu de parents sains, d'une bonne constitution, n'ayant jamais perdu leurs cheveux et les portions du système pileux visibles pour lui ;

2° N'avoir éprouvé lui-même jusqu'au mois d'août 1832, que de très légères indispositions, et n'avoir conséquemment jamais eu ni la syphilis, ni maladies de la peau ;

3° N'avoir jamais connu de femmes, ne s'être jamais livré à la masturbation, et n'avoir jamais eu à vaincre le besoin ou le désir du rapprochement des sexes qu'il n'a jamais éprouvé.

OBSERVATION XV (inédite). — Pelade généralisée.

(Recueillie par M. Horand).

Le nommé M..., âgé de 32 ans, gendarme, exécute, le 23 janvier 1880, un service de nuit d'une durée de 7 heures, par un froid très rigoureux.

En rentrant chez lui, il se plaint d'avoir le corps glacé. Le lendemain, il a des frissons, de la céphalalgie, et ne peut se réchauffer. Puis survient une fièvre intense qui dure 20 jours environ.

Pendant la convalescence de cette maladie, une petite plaque de pelade se manifeste sur la joue gauche, non loin du menton; elle s'étend peu à peu, et quelque temps après, une plaque semblable apparaît sur la joue droite. Ces deux plaques s'agrandissent de la même façon, puis d'autres se développent sur les joues, aux tempes et au cou, plaques qui en s'élargissant arrivent à se réunir.

Toute la barbe, qui était forte et fournie, tombe jusqu'au dernier poil ; mais avant sa disparition complète, d'autres plaques prennent naissance à la tête en plusieurs points du cuir chevelu à la fois.

Les divers remèdes dont fait usage le malade, ne produisant aucun résultat, il entre dans un hôpital au mois de septembre 1882, où il fait un séjour de trois mois. On lui fait faire successivement des frictions avec la glycérine, la pommade au goudron, avec une solution mercurielle, des badigeonnages avec la teinture d'iode, mais tous ces moyens ne font qu'activer la chute des cheveux, ce qui le détermine à changer d'hôpital. Là, on lui conseille à peu près les mêmes moyens, et de plus, on fait épiler les sourcils qui commençaient à tomber et les quelques cheveux qui lui restaient encore. On croyait, à ce moment, qu'il était affecté d'une maladie parasitaire.

Après un séjour de deux mois, le malade quitte l'hôpital, mais ses poils n'ont pas repoussé, de sorte qu'il n'a plus ni barbe, ni cheveux, ni sourcils.

Plus tard, les poils des bras, de la région antérieure du thorax, des jambes et du pubis tombent à leur tour, si bien que lorsqu'il vient consulter M. Horand, en février 1883, il se présente à lui avec tous les signes d'une pelade généralisée. Non seulement, il a le corps complètement glabre, mais encore la peau est lisse, molle, soyeuse au toucher. La sensibilité tactile est conservée. Le malade se plaint de craindre le froid, surtout aux bras et aux jambes, et fait usage d'une perruque pour pouvoir continuer son service militaire.

Son état général est excellent. Il est marié, et a des enfants qui ne sont point atteints de pelade. Monsieur Horand lui conseille un traitement général consistant en l'usage des préparations de quinquina et de fer, et un traitement local consistant en frictions à faire avec de l'huile de croton sur le cuir chevelu.

Il suit ce traitement d'une manière très irrégulière pour différentes raisons ; mais néanmoins, à la date de novembre 1884, on constate une légère amélioration locale et le malade résume sa situation de la manière suivante:

Mon état actuel est à peu près le même que lors de ma visite ; toutefois, j'ai remarqué que le remède que vous m'avezordonné pour faire repousser les cheveux serait bon si je pouvais m'en servir régulièrement. Sur la tête, il m'est sorti en effet quelques cheveux et cela surtout aux endroits où il s'est formé beaucoup de boutons.

Mais ailleurs, aucun poil n'est réapparu.

Nous ferons remarquer que dans les observations qui précèdent, ainsi que dans celles qui suivent, il n'est nullement question d'alopécies liées à la syphilis, qui n'engendre par elle-même que des alopécies partielles, et le plus souvent limitées au cuir chevelu.

E. — CAS SURVENUS A LA SUITE D'ÉMOTIONS MORALES

OBSERVATION XVI, résumée (inédite). — PELADE DU CUIR CHEVELU ET DE LA FACE

M. ROLLET a eu l'occasion d'observer une jeune fille qui, à la suite de chagrins d'amour, perdit en quelques jours toute sa chevelure et même les sourcils et les cils.

Elle était d'un tempérament lymphatique. Il lui a prescrit pour cette affection, des toniques et des bains sulfureux, mais il n'a pu suivre la marche de cette pelade qui tendait à se généraliser.

OBSERVATION XVII, résumée (inédite). — PELADE GÉNÉRALISÉE

M. DRON a relaté le cas d'un homme âgé de 65 ans, qui, à la suite de l'émotion par lui ressentie en apprenant qu'un de ses enfants s'était noyé, perdit en peu de temps, non seulement ses cheveux, ses sourcils et sa barbe, mais encore les poils des parties génitales.

Il a observé ce malade de temps à autre jusqu'à sa mort, et n'a jamais vu reparaître de poil sur le cuir chevelu, ni sur le reste de son corps.

M. Dron a également observé un autre malade atteint d'alopécie générale qui mourut à un âge avancé d'un cancer de l'estomac.

OBSERVATION XVIII (inédite). — Alopécie générale. Loupes multiples du cuir chevelu et de la face

Mort vingt ans après de carcinome abdominal avec généralisation à la cavité péritonéale

(due à M. le professeur Renaut)

M. C..., pharmacien à la Haye-Descartes (Indre-et-Loire), n'avait jamais eu la syphilis, comme j'ai pu m'en assurer ultérieurement par un examen minutieux.

Sans cause appréciable, autre qu'une contrariété vive survenue à propos d'une erreur faite par sa femme dans la délivrance d'un médicament, en moins de trois semaines, il vit tomber ses cheveux, sa barbe, ses sourcils, et tous les poils de la surface du corps, même au niveau du pubis.

Ce n'est que plusieurs années après que quelques cheveux follets repoussèrent sur les parties latérales du crâne, sous l'influence, prétendait le malade, d'une pommade composée par lui, et dont il gardait le secret.

En réalité, cet homme resta glabre, avec un tégument lisse et brillant d'un aspect tout à fait spécial, jusqu'à la fin de sa vie, c'est-à-dire pendant vingt ans environ, à la suite de la chute des phanères pileuses.

Mais peu après la chute des poils, apparurent à la région occipitale, au haut du front, sur les pommettes, et au voisinage de la racine du nez, des loupes multiples qui subirent un accroissement progressif, et qui ne furent jamais l'objet de l'intervention chirurgicale.

A la fin de sa vie, en 1881, ce malade, âgé de 58 ans, que je connaissais depuis longtemps et que dans mon enfance j'avais connu très chevelu et très barbu, puis glabre, me consulta pour lui et les siens.

Je constatai les signes rationnels d'une tumeur carcinomateuse de la portion supérieure du petit intestin. En 1882, il mourut, en effet, avec une série de tumeurs marronnées dans le péritoine, et la fin fut hâtée par des hémorragies intestinales réitérées. L'autopsie ne put être faite, mais le diagnostic de carcinose abdominale, ayant son point de départ dans une dégénérescence de l'intestin, ne pouvait être l'objet d'aucune discussion.

Bien entendu, il ne saurait être ici question d'un cas d'alopécie parasitaire. La mue des poils s'opéra dans son ensemble, sans foyers primitifs s'étendant circulairement.

Il s'agit là au contraire évidemment d'un trouble trophique, premier indice d'un mouvement nutritif dévié. Ce mouvement nutritif anormal a abouti longtemps après à la production d'un carcinome viscéral ; mais le point le plus intéressant, en dehors de ce fait d'une alopécie constituant à terme un prolégomène de la carcinose, c'est la production des loupes, tumeurs bénignes qui sont venues se placer intermédiairement entre la chute des poils et l'envahissement destructif de l'organisme par le processus cancéreux.

Comme dernier détail, je dois ajouter que les deux filles de M. C.... sont atteintes, l'une d'une luxation (congénitale?) de la hanche, l'autre de tuberculose au premier degré qui fait peu de progrès.

Un fils mourut de phtisie rapide, à 24 ans.

Les descendants de cet alopécique cancéreux semblent donc voués aux vices de conformation, d'une part, à la tuberculose de l'autre.

OBSERVATION XIX. — Alopécie complète et générale survenue a la suite d'une frayeur

(Publiée dans la *Gazette des Hôpitaux*, 1879).

Une jeune fille de 17 ans, douée d'une bonne constitution, avait des cheveux blonds très abondants, et mesurant 95 centimètres de longueur.

Le 30 mars 1875, elle eut une violente frayeur causée par l'effondrement d'un plancher sous lequel elle faillit être écrasée. Elle n'avait présenté aucun trouble appréciable ; mais, la nuit, elle ressentit du mal de tête avec une sensation de froid par tout le corps. Le lendemain, agitation insolite, et prurit à la tête.

Le 1er avril, elle allait beaucoup mieux et n'avait conservé que de la démangeaison à la tête. En se peignant, elle remarque que ses cheveux commencent à tomber ; le peigne en retient une très grande quantité entre ses dents.

Le 2, ses cheveux tombent en masse : elle en arrache une touffe toute entière sur le sommet de la tête, qui laisse a nu une plaque circulaire large comme la paume de la main. En trois jours, il ne reste plus un seul cheveu sur la tête, et deux jours après, toutes les autres régions du corps étaient complètement dépouillées. L'état général était du reste absolument satisfaisant.

Un mois après l'accident, elle se décide à aller consulter le docteur Fredet qui prescrivit : traitement général et traitement local, amers, ferrugineux, strychnine, bains sulfureux, lotions stimulantes de toutes espèces ; tout échoua. Deux ans après, l'alopécie est encore absolument générale.

(Soc. de méd. de la Loire).

OBSERVATION XX (inédite). — Pelade généralisée.

(recueillie par M. Aubert)

A... C..., âgé de 58 ans, exerce la profession de mineur depuis l'âge de 14 ans (1).

De 16 à 30 ans, il a eu une santé excellente.

A l'âge de 40 ans, il a été atteint d'une fièvre typhoïde grave, compliquée de pneumonie. Il aurait été malade trois mois environ.

En outre, il y a 22 ans, il aurait eu le bras droit pris dans un engrenage; la trace de cet accident peut se voir au niveau du pli du coude, qui présente une vaste cicatrice assez flexible.

D'une constitution robuste, cet homme était fortement pileux, avait du poil sur le devant de la poitrine, sur les épaules, ainsi que sur les membres ; ses cheveux étaient abondants, sa barbe fournie.

Il raconte que la chute des poils a commencé vers décembre 1883. Il s'aperçut un beau jour en se lavant que sa barbe et ses cheveux tombaient.

Leur disparition a été complète au bout d'un mois et demi, alors que sur le reste du corps aucune chute de poils ne s'était produite.

Mais pendant les quinze jours qui suivirent, il vit tomber successivement les poils du tronc des membres et des parties génitales.

Le malade attribue son affection a une frayeur qu'il aurait éprouvée deux mois auparavant en défournant un four à coke, près duquel il faillit être tué ; il eut le pied pris sous

(1) Ce malade avait été signalé à M. Aubert par le sujet de l'observation XXI : c'est grâce à l'extrême obligeance de M. le Dr Riembaut, médecin des hôpitaux de St-Étienne, que M. Aubert a pu recueillir son observation.

un charriot; heureusement, son sabot éclata, ce qui lui permit de se dégager le pied, sans quoi il aurait été infailliblement écrasé.

Il se souvient très bien que deux mois après ses cheveux ont commencé à tomber.

Sa santé générale est restée très bonne; néanmoins, il trouve que, depuis deux mois, il a perdu un peu ses forces. Il serre assez fortement la main des deux côtés. Depuis un mois environ, la miction est devenue plus fréquente; le malade urine 10 fois le jour et 0 fois la nuit. La quantité d'urine excrétée dans les 24 heures est de deux litres environ. Légère polydypsie. Le malade boit de 2 à 3 litres de piquette par jour.

La vue est aussi bonne qu'à l'âge de quinze ans. On note une légère presbytie, la vue éloignée étant excellente. Le malade est un peu dur d'oreilles habituellement; depuis deux mois, cette semi-surdité a augmenté.

Depuis la chute de ses poils, cet homme n'a jamais cessé de travailler, bien qu'il soit affecté d'une hernie inguinale double qui se serait déclarée avant le début de son alopécie, pendant qu'il portait deux seaux d'eau très lourds.

La bouche et la langue sont normales. Quelques dents mauvaises, surtout depuis que la pelade s'est déclarée. Observons toutefois que le malade fume beaucoup. Le malade a remarqué ensuite que depuis sa calvitie et la chute des sourcils, des cils et des poils des narines, il s'essuie et se mouche plus souvent, le nez coulant plus abondamment.

Il trouve que les poussières charbonneuses lui entrent plus facilement dans les yeux et les narines, et le gênent plus qu'autrefois. Il n'a pas eu, depuis qu'il est chauve, la gorge prise plus fréquemment, et ne s'enrhume pas plus facilement qu'auparavant.

L'appétit est excellent.

Les sueurs sont faciles et beaucoup plus abondantes qu'autrefois.

Le malade n'a jamais craint le froid et ne le craint pas

davantage actuellement, sauf le matin, en sortant de chez lui; il en ressent alors l'impression très légèrement, sur la nuque et à la région occipitale.

Enfin, notons chez lui une modification de caractère coïncidant avec son alopécie.

La femme du malade est très affirmative sur le changement de caractère de son mari : Autrefois, il ne se fâchait jamais; depuis, il est devenu plus impatient, plus irritable et ne supporte aucune observation.

Si l'on explore la surface cutanée, on constate que notre malade n'a pas un poil sur le corps.

La peau est lisse, de rude et de grossière qu'elle était. D'après la femme de M..., elle se serait amincie et aurait, selon l'expression de cette dernière, diminué de moitié. La sécrétion sébacée paraît diminuée ; je n'ai pu recueillir sur le nez aucune empreinte de cette sécrétion.

Le malade porte une petite calotte en velours, de façon à ce que son chapeau ne lui blesse pas la tête.

Au point de vue de la contagion, notre malade nous signale un fait digne de remarque :

Depuis trois ans, il travaille avec un camarade qui a une pelade du cuir chevelu datant de 7 mois seulement. Il fait remarquer, en outre, qu'une vingtaine d'ouvriers environ travaillent ensemble, et que, sur ce nombre, un seul a perdu quelques cheveux de la tête. M... s'est marié à l'âge de 28 ans, et a cinq enfants très bien portants. Il en a perdu un à l'âge de 18 mois. Sa femme et ses enfants habitent avec lui et n'ont perdu ni cheveux, ni poils.

Les antécédents héréditaires sont bons.

Père vivant, âgé de 93 ans. Mère morte à 65 ans. Une sœur morte à 21 ans. Restent deux sœurs et deux frères vivants et bien portants : les sœurs, âgées l'une de 63, l'autre de 55 ans; les frères, âgés l'un de 46, l'autre de 32 ans.

Analyse de l'urine (faite par M. Guérin, *pharmacien de l'Antiquaille) :*

Liquide de couleur jaune, très pâle, à réaction acide.
Densité : = 1004 à + 15°.

Pour un litre { Urée = 14 gr. 31.
Acide phosphorique = 1 gr. 04.
Chlorure sodium = 12 gr. 20.

Pas de glucose, ni d'albumine, ni de pigments biliaires.
Pas d'acide urique en excès.
Quantité d'urine émise en 24 h. = 2 litres.

OBSERVATION XXI (inédite). — PELADE GÉNÉRALISÉE

(recueillie dans le service de M. Aubert)

M. F..., âgé de 43 ans, mineur, domicilié à St-Etienne (Loire), dans une maison adjacente à celle du malade qui fait l'objet de l'observation XX, entre le 27 septembre 1884, à l'hospice de l'Antiquaille (service de M. Aubert).

Ce malade est atteint de pelade généralisée.

Au sujet de cette affection, la femme de F... nous a raconté que, deux ans auparavant, son mari avait reçu sur le front et sur la face, un bloc de charbon tombant d'une hauteur de 60 cent. environ, et ayant produit sur les régions atteintes plusieurs petites plaies qui ont guéri en l'espace de trois à quatre semaines; qu'il était très velu lors de cet accident, et que, depuis un an seulement, il a perdu tous ses cheveux et ses poils.

Indépendamment de cet accident, M.F... aurait perdu, depuis six ans et demi environ, une place de sous-gouverneur de mine. Cette perte, au dire de sa femme, lui aurait occasionné une émotion très pénible ; il aurait même beaucoup pleuré dans la suite. Son caractère se serait également modifié sensiblement depuis la chute de ses cheveux. Sa femme le trouve plus sombre et plus irritable qu'auparavant. Enfin, sa peau, qui était fine et blanche avant l'accident, est devenue molle.

Six mois avant l'accident en question, notre malade remarquait chez lui un affaiblissement de la vue, et s'en apercevait surtout dans la mine, à la lueur plus faible de la lampe. Depuis, la tète est devenue plus lourde et la vue encore plus faible qu'avant. Ses forces se sont amoindries sensiblement.

La céphalalgie augmentant au point d'interrompre le sommeil, le malade se vit obligé de suspendre son travail pendant six mois, puis il le reprit pendant quelque temps sans trop de peine, mais peu à peu, il vit que la vue et les forces lui manquaient pour le continuer plus longtemps. Il cessa alors tout travail pour ces deux raisons.

L'examen opthalmoscopique, fait par M. le professeur Gayet, donne pour ce malade les résultats suivants (3 octobre 1884) :

Fonds d'yeux normaux.

O. G. V. = 1/8

O. D. V. = 1/20

Très hypermétrope = 5 D. O. D.

Les verres convexes améliorent considérablement la vision.

Quant à la marche de l'affection principale, F... l'expose de la façon suivante :

La chute des poils a commencé par la tête, près de l'occiput, puis autour de l'oreille gauche, puis de la droite, puis partout. Il y avait alors des espaces dénudés et d'autres qui avaient encore leurs cheveux.

Il affirme même que plusieurs mois, et peut-être plus d'un an avant l'accident dont il a été victime, il avait déjà deux petites plaques dégarnies de cheveux, de la dimension d'une pièce de 2 fr. à la nuque et de 1 fr. au-dessus de l'oreille gauche. Ces plaques ne grandissaient pas sensiblement, mais çà et là, les cheveux tombaient plus facilement. Depuis l'accident, ils sont tombés beaucoup plus vite, de telle sorte que le 4 décembre 1883, jour de la fête des mineurs, la tête n'avait plus que de très rares cheveux, ce qui détermina notre homme à acheter une toque en peau pour se garantir du froid. Mais il avait encore à cette époque toute sa barbe, la moustache et aucun des poils du corps n'était tombés. Les cils et les sourcils commençaient déjà à s'éclaircir sensiblement. Les sourcils seraient tombés ensuite progressivement du bord interne au bord externe, et en même temps.

Pendant les mois de janvier et de février 1884, la barbe a fini par tomber. Elle avait disparu complètement lorsque les poils du pubis se sont mis à tomber et au mois de mai 1884, il ne restait plus rien.

Actuellement, un seul poil persiste au pli de l'aine gauche, ainsi que quelques poils fins sur la face dorsale des orteils. On en voit à gauche 7 sur la face dorsale du cinquième orteil, 1 sur la face dorsale du quatrième ; rien sur les autres. A droite, on en voit 10 à 12 semblables sur la face dorsale du troisième orteil.

A l'aide de la loupe, on distingue quelques très rares petits poils follets vers l'occiput. On en découvre également quelques-uns semblables sur la face externe de la cuisse droite.

Les ongles sont bien conformés. La sécrétion sudorale est conservée et plutôt exagérée sur la surface du corps, la sécrétion sébacée paraît normale.

Au Dynamomètre Mathieu, force musculaire :

la main gauche = 36
la main droite = 42

Fonctions génésiques légèrement amoindries depuis le début de la maladie.

L'examen histologique de squames recueillies avec le rasoir a été fait au laboratoire d'anatomie pathologique de la Faculté, par MM. Bard, professeur agrégé, et Guignard, professeur de botanique à la Faculté des sciences. Des examens répétés n'ont pas permis de constater la présence de champignons microscopiques en quantité notable. Quelques spores très rares, arrondies et assez volumineuses se montraient seules sur quelques-unes des préparations. Par contre, une quantité considérable de gouttelettes graisseuses libres étaient mises en évidence par l'action de la potasse. Un certain nombre d'entre elles, arrondies, très petites et très régulières, auraient pu en imposer pour des éléments parasitaires ; mais, un examen attentif, avec les réactifs appropriés, ne laissait aucun doute sur leur véritable nature.

Analyse de l'urine (faite par M. Guérin, *pharmacien de l'Antiquaille*)

densité = 1017 à + 15

couleur jaune foncé — réaction acide

par litre { urée = 10g. 25
acide phosphorique = 0g. 95
chlorure de sodium = 9g. 80

Pas de glucose ni d'albumine ni de pigments biliaires.

Acide urique — proportion normale évaluée qualitativement.

Miction = 1,500 gr. dans les 24 heures.

CHAPITRE III

DURÉE. TERMINAISON. TRAITEMENT

I. — *Durée. Terminaison.* — Elles varient de beaucoup, suivant les cas, comme le prouvent les réflexions suivantes (1).

« Il est de fait qu'après leur chute, les tiges pilaires se reproduisent dans un temps plus ou moins long ; deux, six mois, un an ou davantage sont nécessaires avant que les nouveaux poils n'acquièrent les dimensions des anciens. Ils n'ont pas toujours la force ni la couleur des précédents, et sont parfois plus fins, moins longs et plus clairs.

« Si l'alopécie reparaît une seconde, une troisième fois, les poils finissent par perdre leur beauté première, ils deviennent abortifs, décolorés, ou retombent pour ne plus reparaître.

« Il est rare cependant que, dans l'alopécie générale, les tiges ne se rétablissent nulle part.

« Chez les sujets atteints de cet accident, presque toujours les poils se reproduisent, bien qu'avec moins d'abondance. »

(1) *Dictionnaire des dictionnaires de médecine français et étrangers*, 21 v., 1840, art. Alopécie.

Pour Hebra même, lorsque l'alopecia areata s'est généralisée, les poils se reproduisent encore de la même manière que dans le cas où la maladie n'avait atteint qu'un faible développement.

Ce sont d'abord des poils follets qui apparaisssent. Peu à peu, ils augmentent de nombre, et avec le temps, ils reprennent leur force et leur couleur normales.

Dans tous les cas, il faut pour cela beaucoup d'années.

Nos observations nous permettent de constater que la guérison est l'exception, et que la persistance de la maladie est la règle, puisque quatre fois seulement (obs. III, IV, XI, XII), les poils, plus ou moins modifiés dans leur couleur et leurs dimensions, ont reparu. Le temps et la nature paraissent avoir eu plus d'influence que le traitement sur cet heureux résultat.

Nous devons rappeler que, dans nos observations III et IV, la guérison est survenue pendant la convalescence d'une pneumonie traitée par la saignée (obs. III) et à la suite d'une saignée (obs. IV).

Rappelons également que deux de nos malades (obs. XVII et XVIII) sont morts de cancer.

II. — *Traitement.* — Le but à atteindre est de stimuler le cuir chevelu et la vitalité générale de l'individu, il doit donc être à la fois local et général.

Ce traitement est évidemment subordonné à l'idée que se font les médecins de la nature de la pelade :

Les partisans de la doctrine parasitaire préconisent l'emploi des parasiticides et l'avulsion des poils. Mais, dans les cas où la chute des cheveux est complète, on ne peut épiler une surface d'ivoire. (Vidal) (1).

L'impossibilité de l'épilation étant démontrée dans certains cas de pelade, on a dû rechercher d'autres méthodes de traitement.

Le Turc (2), dans sa thèse sur la pelade, dit avoir expérimenté avec succès, dans le service du docteur Vidal, de Paris, l'application du vésicatoire sur le cuir chevelu d'un certain nombre de malades atteints de cette affection.

Il recommande, en outre, l'emploi des substances capables d'irriter le follicule pileux, telles que la cantharide, l'huile de croton, l'ammoniaque, l'essence de térébenthine.

Hebra fait des frictions irritantes avec la teinture de cantharide, de colchique, de l'éther, une ou deux fois par jour.

D'autres ont employé la teinture d'iode ; d'autres enfin l'huile de croton, étendue sur des rondelles d'amadou. (Horand.)

Si l'on emploie la teinture de cantharide, on peut faire usage de la préparation suivante, en frictionnant à l'aide d'une brosse à dents. (Vidal.)

Alcool camphré........ }
Baume de fioravanti.... } aa 100 gr.

Teinture de cantharide, 25-30 gr.

(1) *Des Pelades. (Gazette des Hôpitaux.)* Paris, 1879.
(2) Ouvrage déjà cité. (Voir l'*Index bibliographique.*)

Quant à l'huile de croton, le Dr Vidal l'emploie dans une pommade ainsi formulée :

Une ou deux onctions par jour { cire vierge ..... } aa 3 gr. { beurre de cacao . } { huile de croton, 4 gr.

La pilocarpine aurait été employée avec succès sous forme d'injections sous-cutanées dans l'alopécie partielle et même générale par deux auteurs allemands Georg Schmitz et Oscar Simon.

Voici quels ont été les résultats obtenus par eux.

A. — Sur un effet non encore signalé du chlorhydrate de pilocarpine, par Georg Schmitz (1)

Sur deux malades atteints d'affections oculaires que l'auteur traitait par des injections sous-cutanées de chlorhydrate de pilocarpine, il a remarqué à sa grande surprise que ce médiçament paraissait avoir une action stimulante sur le système pileux.

Le premier de ces patients, un homme de 60 ans, opéré par Schmitz d'une double cataracte, avait la tête complètement chauve à part quelques cheveux blancs sur l'occiput.

Après 45 injections de pilocarpine pratiquées dans l'espace d'une quinzaine, tout le cuir chevelu du patient se recouvrit de poils, analogues d'abord à du duvet, mais qui augmentèrent rapidement de taille ; 4 mois plus tard, ce vieillard possédait une cheve-

(1) Hayem. *Revue des sciences médicales*, 1880, t. XVI, p. 621.

lure où s'entremêlaient des cheveux blancs, gris et noirs, sans aucune place glabre.

Quelques semaines plus tard, SCHMITZ notait le même phénomène chez un homme de 34 ans, présentant une calvitie limitée au sinciput et qu'il guérit d'un décollement rétinien au moyen de deux injections sous-cutanées de pilocarpine.

B. — De la pilocarpine dans les diverses affections cutanées par Oscar SIMON (1).

Alopécie. — SIMON a voulu contrôler les faits énoncés par SCHMITZ, sans pouvoir arriver encore à une conviction. Ses observations sont d'ailleurs peu nombreuses.

Chez un jeune garçon atteint de prurigo en même temps que de pelade, la première affection seule a été guérie en l'espace de trois semaines sans aucune modification de la pelade coexistante.

D'autre part, une femme atteinte d'alopécie universelle du corps a vu, à la suite d'une vingtaine d'injections de pilocarpine, se produire au bout de quelques semaines une poussée générale de poils follets. La question mérite donc de nouvelles recherches.

Enfin, le Dr ANDRÉ (de Fleurus) a publié un certain nombre de cas de guérison de calvitie par des injections hypodermiques de pilocarpine (injections répétées de 0,01 c. de chlorhydrate de pilocarpine).

(1) HAYEM, *Revue des sciences médicales*, 1880, t. XVI, p. 623.

Parmi toutes les substances que je viens d'énumérer deux seulement ont été expérimentées à l'Antiquaille, par M. Horand, dans les cas d'alopécie partielle ou générale.

1° Le chlorhydate de pilocarpine. — Ce médicament employé en injections sous-cutanées, à la dose de 0,01 cent. par jour, n'a produit aucun résultat;

2° L'huile de croton (1). Cette substance, employée en frictions sur le cuir chevelu seulement d'un malade atteint de pelade généralisée, a amené un commencement de guérison sur cette partie du corps.

Au bout d'un mois de ce traitement, le malade en question (obs. X) vit renaître sur la peau de son crâne un certain nombre de poils follets, quand son exeat subit vint interrompre le traitement.

On peut ajouter au traitement local l'emploi de divers moyens généraux : reconstituants, toniques, arsenicaux, ferrugineux, hydrothérapie, électricité. Disons toutefois que l'usage de l'eau froide et l'application de l'électricité ont été tentés sous toutes leurs formes par E. Besnier et Doyon et ont été constamment suivis de résultats négatifs.

Les eaux minérales sulfureuses, les bains sulfureux, par l'excitation qu'ils produisent sur la peau, peuvent également rendre des services.

(1) Nous croyons utile d'indiquer ici que c'est M. Horand qui, le premier, a préconisé l'emploi de l'huile de croton dans les pelades partielles.

CHAPITRE IV

RÉFLEXIONS

Il résulte de l'ensemble des observations que nous venons de reproduire que :

1° Dans la moitié des cas que nous avons pu recueillir, la pelade généralisée ne reconnaît pas d'étiologie bien nette, et que, dans l'autre moitié, elle a pour causes, en proportions à peu près égales, soit une maladie grave antérieure, soit une émotion morale.

En dehors des cas congénitaux, la maladie n'a pas été observée avant l'âge de la puberté (1). Elle frappe le plus habituellement les adultes, et l'homme beaucoup plus souvent que la femme.

2° La marche de la maladie est très irrégulière. La pelade généralisée peut avoir été précédée d'une pelade partielle et dans ce dernier cas, la ma-

(1) Hardy, toutefois, a eu l'occasion d'observer un enfant atteint de pelade généralisée ; il n'en indique pas, du reste, l'âge exact.

ladie peut mettre plusieurs années à atteindre son entier développement. Le début a lieu, dans le plus grand nombre de cas, par le cuir chevelu, moins souvent par la face, et quelquefois par le menton.

Deux fois seulement on a noté une altération simultanée des ongles (obs. V et VIII).

3° Nous devons appeler l'attention d'une façon toute particulière sur les modifications observées dans le caractère des malades. Si le fait n'a pas été signalé dans un plus grand nombre d'observations, et ne se retrouve que dans celles de M. Aubert, c'est que l'examen du malade seul ne suffit pas à faire connaître ce détail, et qu'il faut y joindre l'interrogatoire d'une autre personne de la famille.

Dans nos deux observations (XX et XXI), les femmes des malades ont été très affirmatives à cet égard. Il se pourrait que cette modification du caractère soit due simplement à l'ennui qui résulte pour le malade d'une affection qui le défigure et peut le rendre ridicule.

4° Relativement à la nature de la maladie, et c'est un point sur lequel d'autres auteurs ont déjà insisté, nous ferons observer que la pelade généralisée s'explique mieux par un trouble général de nutrition que par la présence d'un parasite.

Nous ferons cependant ressortir cette coïncidence bizarre que les deux malades observés par M. Aubert demeurent porte à porte et ont ensemble de fréquentes relations de voisinage.

La pelade, tant généralisée que locale, paraît,

du reste, être un symptôme plutôt qu'une entité morbide bien nette.

5° Quant au traitement, il est facile de comprendre que le traitement général par les toniques doit ici passer en première ligne.

Le traitement local, qui consiste sous sa forme la plus efficace dans l'emploi de frictions irritantes, ne saurait s'étendre à de vastes surfaces, et on doit en restreindre l'application aux régions découvertes.

Ce sont, en effet, ces régions qui rendent visible l'infirmité du malade et pour lesquelles il importe de tenter tous les moyens propres à faire croître le système pileux.

L'emploi d'une perruque est utile pour garantir la tête du froid et dissimuler, soit la maladie, soit les lésions irritatives qui résultent du traitement.

6° En présence d'une pelade généralisée, on ne peut porter, quel que soit l'âge du malade, de pronostic absolu en bien ou en mal, soit au point de vue de la longévité, soit au point de vue de la reproduction des cheveux.

Quelques sujets, en effet, ont pu vivre de longues années sans que leurs poils aient repoussé ; tandis que d'autres, en petit nombre et plus heureux, ont pu voir, malgré un âge quelquefois avancé, reparaître leur système pileux.

INDEX BIBLIOGRAPHIQUE

BAUMES.......... Précis théorique et pratique sur les maladies de la peau, 1842., t. II, p. 414.

BAZIN............ Affections cutanées parasitaires. Paris, 1862.

CAZENAVE........ Gazette médicale de Paris, 1834, p. 424.

CHABOUX......... Union médicale de la Seine-Inférieure, Rouen 1881, fascicule 3, p. 116.

COURREGES....... Etude sur la pelade. — Thèse de Paris, 1874.

CORNIL ET RANVIER. Manuel d'histologie pathologique, 1876, troisième partie, p. 1222.

Dictionnaire des dictionnaires de médecine français et étrangers. 21 vol. 1840, t. I, art. alopécie.

Dictionnaire des sciences médicales, Paris, 1815. t. XIII, art. Eunuque.

Dictionnaire nouveau de médecine et de chirurgie pratiques, rédacteur, Jaccoud. 1878, t. XXVI, art. *Pelade.*

Dublin journal, of méd.-science, septembre 1875, p. 200.

DURHING......... Traité des maladies de la peau, 1883.

FRANK (J.-P.)..... Traité de médecine pratique (tr. GOUDAREAU), 1821, t. I.

Gazette des hôpitaux, 1879, p. 660.

GRUBY........... Compt. rend. de l'Acad. des sciences, t. XVII, p. 301.

HARDY.......... Leçons sur les maladies de la peau, deuxième partie, 1863, p. 181.

HAYEM........... Revue des sciences médicales, 1880, t. XVI, pp. 621, 623.

HEBRA........... Traité des maladies de la peau, 1874.

HORAND.......... Annales de dermatologie et de syphiligraphie. (DOYON), 1874-1875, t. VI et VII.

KAPOSI........... Leçons sur les maladies de la peau, 1881, t. II, p. 166.

LALLIER .... Leçons sur les teignes, 1878.

LEMERY.......... Hist. de l'Acad des sciences, Paris, an 1702, p. 29

LE TURC......... Considérations sur la nature et le traitement de la pelade. Thèse de Paris, 1878.

London, Medical gazette, 1837.

MALASSEZ........ Archiv. de physiologie, 1874.

MEGNIN.......... Société de biologie, 1879, p. 322.

NEYRONIS......... Journal de médecine, chirurgie et pharmacie, an XI, t. VI, p. 401.

PELLIZZARI (G.).... Bolletino della società, tra. i cultori della Scienze Mediche, in Siena, juin 1884.

RAYER............ Traité théorique et pratique des maladies de la peau, 1835, t. III, p. 735.

VIDAL............ Des pelades. Gazette des hôpitaux, Paris, 1879, t. II, pp. 459-466.

BIBLIOTHÈQUE NATIONALE R.F. IMPRIMÉS

Lyon. — Imprimerie Nouvelle, rue Ferrandière, 52.

238

www.ingramcontent.com/pod-product-compliance
Ingram Content Group UK Ltd.
Pitfield, Milton Keynes, MK11 3LW, UK
UKHW012254240726
13966UKWH00004B/1411

9 782012 862258